DE LA
NÉVRALGIE BRACHIALE DOUBLE

PAR

Le Docteur Ch. NOURRIC
Interne des Hôpitaux

PARIS
G. STEINHEIL, ÉDITEUR
2, RUE CASIMIR-DELAVIGNE, 2
1888

DE LA

NÉVRALGIE BRACHIALE DOUBLE

IMPRIMERIE LEMALE ET Cie, HAVRE

DE LA

NÉVRALGIE BRACHIALE DOUBLE

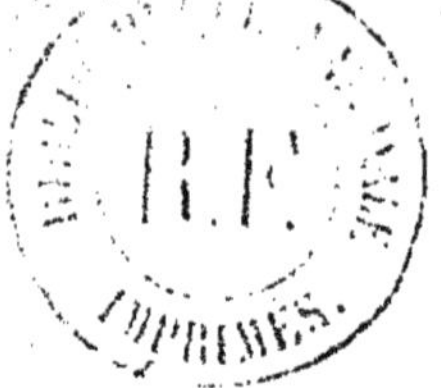

PAR

Le Docteur Ch. NOURRIC

Interne des Hôpitaux

PARIS

G. STEINHEIL, ÉDITEUR

2, RUE CASIMIR-DELAVIGNE, 2

1888

A LA MÉMOIRE DU PROFESSEUR LASÈGUE

A LA MÉMOIRE DE MES MAITRES

LES Drs LEGRAND DU SAULLE ET GALLARD

DE LA

NÉVRALGIE BRACHIALE DOUBLE

INTRODUCTION

Parmi les névralgies, la sciatique est une des plus fréquentes, et il est bien naturel que son étude ait surtout fixé l'attention des observateurs.

Comme Lasègue l'a si bien fait dans son mémoire sur la sciatique, on peut la diviser en bénigne ou grave, bénigne lorsque le nerf n'est pas atteint dans ses éléments constitutifs, grave, au contraire, lorsqu'elle est symptomatique d'une lésion du tronc nerveux, lorsqu'elle est symptomatique d'une névrite.

Ordinairement unilatérale, quelle que soit sa nature, la névralgie sciatique peut être double, et alors, la première idée qui se présente est qu'il ne s'agit plus là d'une affection périphérique, mais bien d'une maladie de la moelle. La moelle peut être touchée primitivement, ou, au contraire, elle peut être irritée secondairement par une inflammation des méninges spinales, par une tumeur de nature quelconque, syphilitique, tuberculeuse ou cancéreuse, ou par une affection de même nature, occupant une ou plusieurs vertèbres comme cela se voit dans le mal de Pott ou le cancer vertébral.

On s'est beaucoup moins occupé de l'étude des névralgies brachiales, plus rares à la vérité, qu'il s'agisse d'une névralgie monobrachiale ou que cette névralgie soit double.

C'est sur la névralgie brachiale double que nous désirons appeler l'attention, mais non pas sur la névralgie consécutive à une lésion anatomique grave de la moelle ou de ses enveloppes, comme on en a signalé des exemples dans la pachyméningite cervicale, mais sur une forme spéciale, dont nous rapportons trois observations dont deux récentes et très détaillées, caractérisée par des douleurs très violentes siégeant dans les deux bras et s'étant terminée par la guérison après une évolution qui pouvait faire penser à une lésion grave des méninges.

Avant de pénétrer plus avant dans notre sujet, nous sommes heureux de nous conformer au vieil usage, suivant lequel, arrivé au terme de nos études médicales, nous payons une dette de reconnaissance à tous ceux qui ont été nos maîtres dans les hôpitaux.

En inscrivant à la première page le nom du professeur Lasègue, nous disons quels ont été nos regrets en perdant un maître si cher et combien nous sommes fier d'avoir été son élève.

Nous ne pouvons séparer, dans notre reconnaisssance, de son nom celui de M. Hanot qui s'est toujours montré pour nous d'une extrême bienveillance.

Que M. le professeur Guyon, dans le service de qui nous sommes allé comme externe et comme interne, reçoive nos remerciements pour la sympathie qu'il nous a toujours témoignée.

Nous avons été l'interne de M. Dreyfus-Brisac; il sait le bon souvenir que nous avons gardé de l'année passée près de lui.

M. Raymond, chez qui nous avons terminé notre internat, a été l'inspirateur de ce petit travail. Il nous a fourni les premiers documents et nous a aidé de ses conseils, nous l'en remercions vivement.

Ce serait faire acte d'ingratitude que de ne pas placer ici le nom de M. Tapret, qui, depuis le début de nos études, n'a cessé de nous donner des marques d'une sympathie particulière tant à l'hôpital que dans les rapports extrahospitaliers et nous osons le considérer autant comme un ami que comme un maître.

Remercions encore MM. Merklen, Muselier, Oulmont, Brissaud, de Beurmann, dont nous avons été l'élève.

Que M. le professeur Peter veuille bien recevoir nos remerciements pour l'honneur qu'il nous fait en acceptant la présidence de notre thèse.

SYMPTOMES

Il importe, pour bien fixer l'attention, de relater en quelques mots nos observations. Le malade, qui fait le sujet de notre première observation, communiquée par notre maître M. Raymond, âgé de 42 ans, est rhumatisant, non pas qu'il ait eu de grandes attaques de rhumatisme articulaire aigu, mais il a présenté depuis sa jeunesse des manifestations multiples, qui, pour n'être pas des manifestations bruyantes, n'en sont pas moins des marques indéniables de la diathèse : coryzas fréquents, maux de gorge, hydarthrose survenant sans cause, nouvelle hydarthrose peu inflammatoire sous l'influence d'une blennorrhagie ; sciatique tantôt gauche, tantôt droite ; lumbagos fréquents et très aigus. Surmené par ses nombreuses occupations, M. X..., qui est médecin, ressent, pendant plusieurs jours, des douleurs très vives dans les doigts, puis dans les mains, puis dans les bras des deux côtés à la fois. Ces douleurs reviennent par accès qui se répètent plusieurs fois dans la journée ; lorsqu'ils sont calmés tout rentre dans l'ordre. Ces accès se rapprochent, deviennent plus intenses, plus longs, puis, brusquement, au milieu de la nuit, une crise se déclare, extrêmement violente avec sensations de traits de feu parcourant les membres supérieurs. Les douleurs sont tellement intenses qu'elles arrachent des cris au patient. La crise dure une heure et le malade peut dormir ensuite. Mais à 8 heures 1/2 du matin éclate une nouvelle crise, qui dure trois heures, plus douloureuse et plus pénible que les précédentes. On administre d'un seul coup au malade 0 gr. 06 de morphine en injection et la douleur cesse. Vers le soir, et les jours suivants, le malade éprouve encore des accès douloureux, mais moins intenses et moins longs et au bout de quelques jours les crises cessent complètement.

Dans l'observation III due à l'obligeance de M. Tapret, et recueillie par notre ami et collègue Budor, il s'agit d'une femme, tuberculeuse depuis un an, qui présente, pendant plusieurs jours, quelques troubles de la parole dont elle a parfaitement conscience. A ces troubles de la parole succèdent des troubles psychiques et une céphalalgie très intense. Ces maux de tête et ces manifestations délirantes se montrent par accès ayant jusqu'à une heure de durée ; dans l'intervalle de ces accès la malade ne ressent aucune douleur. Les crises de céphalalgie disparaissent pour être remplacées par des crises douloureuses dans les deux bras survenant par accès également pendant plusieurs jours. Ils sont en tout comparables comme intensité, comme durée, comme évolution, aux douleurs du malade de l'observation I. Puis les douleurs se montrent dans les épaules et des deux côtés de la poitrine, sur le trajet des nerfs intercostaux pendant quelques jours. La malade éprouve ensuite quelques crises douloureuses dans le membre inférieur droit, puis tout rentre dans l'ordre.

Nous voici donc en présence de deux observations qui

offrent une grande analogie, bien que la maladie ait pris naissance dans des terrains absolument différents : notre premier malade est un rhumatisant, la deuxième une tuberculeuse. Il semble dans le premier cas que la région cervicale de la moelle ait été seule atteinte. Dans le deuxième, au contraire, la maladie semble avoir progressé du cerveau à la moelle, puisque le symptôme douleur s'est manifesté successivement dans le territoire de distribution des nerfs crâniens, du plexus brachial, des nerfs intercostaux et enfin les nerfs du membre inférieur droit.

Nous discuterons plus loin, à propos du diagnostic, les différentes hypothèses susceptibles d'expliquer les déterminations névralgiques qui nous occupent, et bien que sur trois observations, il soit difficile d'établir une symptomatologie nette et précise, nous allons essayer d'étudier en quelques mots la façon d'être de ces névralgies, leur mode de début et leur terminaison.

Tout d'abord, il importe de faire remarquer que les manifestations ne se montrent pas d'emblée. Leur mode de début est progressif; de petites douleurs se montrent d'abord peu intenses, comparables à des fourmillements ou à la secousse douloureuse que l'on éprouve dans les muscles du bras après un éternuement violent. De suite elles sont symétriques, se montrent par accès qui font croire, après le premier, qu'il s'agit d'un engourdissement d'une position vicieuse des membres, puis les accès se répètent, se rapprochent, augmentent à la fois en durée et en intensité.

Les douleurs ne siègent pas dans une branche nerveuse déterminée ; il semble que tous les nerfs des bras soient pris au même degré, que tous les tissus en soient à la fois le siège, os, muscles, nerfs.

Si nous étudions un accès en particulier, qu'il s'agisse des petites crises, pour ainsi dire, prémonitoires, ou des accès où la douleur atteint une intensité difficile à se figurer, nous voyons que chaque accès se compose lui-même d'une série de paroxysmes : la douleur se manifeste, atteint progressivement son maximum; puis suit une marche décroissante pour recommencer de nouveau. Les paroxysmes à la fin de l'accès sont moins douloureux, puis, peu à peu, toute douleur cesse et il ne reste au malade qu'une sensation de fatigue ou de courbature, très explicable par l'intensité de la douleur.

La douleur est le seul signe observé. On ne trouve ni troubles de la motilité, ni troubles de la sensibilité. Au plus fort des accès, le malade peut remuer les bras, les mouvoir dans toutes les positions sans accroître la douleur, tout au plus éprouve-t-il une sensation de pesanteur. Superficiellement, il n'y a ni hyperesthésie, ni anesthésie. La compression profonde des masses musculaires n'amène ni accalmie, ni exagération de la douleur.

L'accès se montre sans cause; dans nos deux cas principaux, c'est pendant le sommeil que s'est manifesté l'accès le plus douloureux, mais ce n'est ni à l'occasion d'un mouvement, ni d'une fausse position. En dehors des accès, les membres sont absolument libres et ne présentent pas davantage de troubles de la sensibilité. Il va sans dire qu'on n'a pu observer d'atrophie, l'évolution complète de la maladie n'ayant eu qu'une durée d'environ huit jours.

Du côté des différents appareils, nous allons signaler ce qui a été observé :

L'évolution chez nos deux types a été un peu différente. Tandis que chez la malade qui fait le sujet de l'observation III les phénomènes douloureux ne se sont accompagnés d'aucune élévation de la température qui n'a pas dépassé 38°. Chez le malade de l'observation I, dans la journée qui a précédé la première grande crise, nous avons noté un premier frisson très net à 3 h. de l'après-midi et un autre moins accusé dans la soirée. De plus la température s'est élevée à 39°, 5, mais disons de suite que les frissons et la fièvre, qui n'a persisté que pendant quelques jours, peuvent être mis sur le compte d'une inflammation concomitante du péricarde, se traduisant par un bruit de galop à la base du cœur.

On a observé de la rapidité du pouls qui était petit, régulier et battait de 120 à 130 fois par minute, et des palpitations, tous phénomènes qui n'ont été observés que chez notre malade atteint de péricardite à laquelle ils étaient sans doute liés.

Du côté de l'appareil digestif, les symptômes sont forcément un peu différents selon qu'il y a ou non de la fièvre. C'est ainsi que le malade de l'observation I avait de l'anorexie, langue saburrale, sans envie de vomir, un seul vomissement ayant eu lieu après l'administration de la morphine. Chez l'autre malade aucun trouble du côté du tube digestif ; l'appétit était conservé.

De même, pour les troubles respiratoires il nous est

impossible de comparer les deux cas, l'un d'eux survenant chez un sujet tuberculeux. Chez notre malade rhumatisant, il y a eu un peu de toux et de dyspnée, mais comme nous l'avons dit pour la fièvre, peut-être faut-il incriminer surtout la péricardite comme cause de ces symptômes.

Observation I

Due à l'obligeance de M. Raymond.

M. X... docteur en médecine, 42 ans.

Renseignements. Mère eczémateuse, ayant succombé à une insolation, à l'âge de 62 ans. Père nettement rhumatisant. Rhumatismes musculaires fréquents (lumbagos très aigus) dans sa jeunesse; quelques douleurs articulaires avec de légers gonflements des jointures durant peu de jours. Mort à 70 ans d'une pneumonie double, après avoir présenté, deux mois avant sa pneumonie, des accidents douloureux des bras, semblables à ceux de notre malade. (Nous donnons son observation plus loin.)

Monsieur X... a toujours été bien portant, à part, jusqu'à l'âge de 19 ans, une tendance aux amygdalites et aux rhumes de cerveau. A cet âge, sans cause connue, hydarthrose du genou gauche fort peu douloureuse et guérie en 8 jours par le repos et la compression ; à 22 ans nouvelle hydarthrose, disparaissant également très rapidement. A 23 ans, blennorrhagie. Au 15e jour de celle-ci, orchite soignée par des compresses imbibées d'eau blanche. Deux jours après, sciatique gauche extrêmement douloureuse. Quelques jours après, les douleurs se propageant au sciatique droit. Au bout d'une dizaine de jours, tout était terminé.

A 24 ans, sans cause connue apparente, première attaque de lumbago très aigu mais disparaissant très rapidement en 48 heures. Depuis cette époque, de temps à autre, douleurs musculaires, tantôt dans les reins, tantôt dans le dos. Ces douleurs n'empêchent nullement M. X... de vaquer à ses occupations.

A 30 ans, nouvelle blennorrhagie. Au 15e jour de celle-ci après un bain prolongé et un peu de surmenage, hydarthrose aiguë du genou gauche ; synovite du tendon extenseur du médius droit ; synovite au point d'attache de la corde tendineuse du triceps sural au calcanéum (des deux côtés). Séjour de six semaines au lit. Ces accidents douloureux ont éte très tenaces et ce n'est qu'au bout de 3 ans qu'ils disparurent tout à fait.

De 30 à 42 ans bonne santé. Quelquefois des douleurs musculaires, lombaires ou dorsales ou bien léger endolorissement des articulations des pieds. Mais ces douleurs n'arrêtèrent jamais M. X...

Au 15 juillet 1885, lumbago très aigu et très tenace. Les douleurs musculaires persistaient encore au mois d'octobre malgré un repos de un mois et demi à la campagne.

Le 6 octobre 1885, M. X. assistant à une chasse dans les environs de Paris, fut mouillé une partie de la journée. Dès le lendemain recrudescence des douleurs musculaires, auxquelles s'ajoutèrent bientôt des douleurs sciatiques, tantôt droites, tantôt gauches, tantôt des deux côtés à la fois. Il en fut ainsi, avec des alternatives de mieux et de plus mal jusqu'au mois d'août 1886 ; M. X..., d'ailleurs, n'interrompit en rien ses occupations, toujours très fatigantes.

Au mois d'août 1886, séjour de trois semaines à Ragatz. Sous l'influence des bains et du séjour en Suisse, détente très prononcée des accidents douloureux. Continuation du repos à la campagne jusqu'au mois d'octobre. Les mois d'octobre, novembre et décembre étaient assez satisfaisants au point de vue des douleurs. Mais, probablement sous l'influence du surmenage physique et intellectuel, grandes fatigues, difficultés d'accomplir la besogne régulière.

Le 20 décembre, M. X... s'étant refroidi, ressentit chez lui, pendant qu'il travaillait, de petites secousses douloureuses dans les deux bras. Ces secousses étaient presque instantanées ; elles étaient comparables, comme sensation, à celles que l'on éprouve quelquefois dans les muscles du bras à la suite d'un violent éternuement. Ce jour, 20 décembre, 2 ou 3 secousses ; il en fut de même les 21, 22 et 23 décembre. Ces phénomènes n'empêchaient pas M. X... de vaquer à ses occupations.

Le 23 décembre, vers midi, nouvelle secousse douloureuse un peu plus accentuée que les autres. Il faut remarquer, dès maintenant que les secousses douloureuses dans les bras ne furent pas accompagnées et ne se sont, d'ailleurs, jamais accompagnées de douleurs semblables dans d'autres régions, ou de phénomènes angoissants ou autres. A trois heures de l'après-midi, M. X..., revenant de voir un malade, fut pris en voiture, trois ou quatre fois de suite de ces mêmes secousses, plus douloureuses que précédemment; cette fois, elles furent accompagnées d'un frisson très net, et de fièvre consécutive. Malgré cela la besogne quotidienne fut continuée. Le soir, pendant que M. X... travaillait dans son cabinet, il fut repris du même frissonnement, en somme assez léger. Vers deux heures du matin, nouvelles secousses douloureuses, déjà très violentes et très rapprochées; elles durèrent, comme accès, une heure environ.

Sommeil de trois à sept. A huit heures et demie, crises de secousses douloureuses épouvantables comme durée et comme intensité.

Les douleurs tiennent les bras tout entiers, parfaitement symétriques dans les deux bras. Elles semblent occuper tous les tissus; pas un point du membre qui ne soit douloureux; à peine existe-t-il une seconde de répit; les douleurs sont si violentes qu'elles arrachent des cris au malade; on dirait des traits de feu brûlant tous les tissus. Pas de changement de coloration de la peau, pas de contractures, pas d'hyperesthésie cutanée, pas de parésie ni de lourdeur des bras; la pression des masses musculaires n'est pas douloureuse, pas plus que les mouvements des bras.

Par instants, les douleurs retentissent jusque dans le menton et la lèvre inférieure, surtout à gauche. Cette crise, commencée à huit heures et demie dure jusqu'à onze heures et demie; à ce moment, un confrère appelé pratique trois injections de morphine, de deux centigrammes chacune, à quelques instants d'intervalle. Les douleurs finissent par céder et le malade s'endort jusqu'à quatre heures du soir. Il importe de faire remarquer encore que, pendant toute cette longue crise douloureuse, il n'y a eu aucun trouble intellectuel, aucun sentiment de dyspnée, d'oppression, etc., et que la douleur, à part l'irradiation vers la lèvre inférieure, resta parfaitement localisée aux deux bras.

A 4 heures du soir, le malade se réveille en vomissant abondamment sous l'influence de la morphine. La température est de 39°,5; la peau chaude, couverte de sueurs ; les douleurs des bras ont entièrement disparu. En revanche le malade est haletant, oppressé; lorsqu'il respire il est obligé de saccader l'inspiration à cause d'une douleur rétrosternale que développe l'acte inspiratoire et qui cesse aussitôt que celui-ci est suspendu.

L'auscultation de la poitrine ne révèle rien de particulier ; quelques crachats muqueux, aérés sont rendus à la suite de violentes quintes de toux provoquées par une sorte de chatouillement dans la gorge.

Pas de douleur précordiale, ni spontanée ni provoquée, soit dans les points d'élection soit au cou, soit au bouton diaphragmatique. L'inspection et la palpation ne révèlent rien d'anormal. A l'auscultation on entend une sorte de bruit de galop à la base du cœur. Le pouls est petit, régulier, rapide (120 à 130 pulsations à la minute).

Marche de la maladie. Traitement. — Application d'un large vésicatoire à la région précordiale ; quatre grammes de salicylate de soude pris en 2 fois à 2 heures d'intervalle. Sueurs abondantes pendant la nuit. Anorexie. Sommeil entrecoupé ; quelques quintes de toux.

Le 24 décembre 1886. Même traitement. 20 gouttes de liqueur de Laville. Deux grammes de salicylate de soude.

Les douleurs ne sont pas revenues. T. A. 39°, dyspnée, comme la veille, due à la douleur rétrosternale en respirant.

Les urines sont rouges, peu abondantes ; elles déposent en abondance ; pas de sucre, pas d'albumine. Mêmes phénomènes du côté du pouls et du cœur. Rien à l'auscultation à part quelques râles sibilants dans la poitrine.

25 décembre. Même traitement. Même état. Temp. M. 38°,9. S. 39°.

26 décembre. Idem.

27 décembre. On substitue à la liqueur de Laville le sulfate de

quinine que l'on donne à la dose de 1 gramme ; 0, gr. 50 à dix heures du matin, 0, gr. 50 à midi. Bouillon, lait. Les douleurs n'ont pas reparu, mais le malade est pris de temps à autre, de quintes de toux assez prolongées. On constate un léger frottement sur la partie latérale gauche du thorax. T. A. M. 38°,4. S. 38°,7.

Le 28. Même état, même température.

Le 29. La nuit les sueurs sont toujours très abondantes. Même traitement.

Le 30. Idem.

Le 31. La nuit le malade a été réveillé plusieurs fois par un violent cauchemar. Il lui semblait en dormant qu'on l'étranglait. T. 30°,6. Même traitement.

1er janvier 1887. Vers 8 heures du matin, le malade, ayant voulu écrire quelques mots, est pris de violentes quintes de toux. Quelques légères douleurs du côté des deux bras, mais cette fois, elles ne procèdent pas par véritables secousses ; elles durent peu. T. 38°,4.

Le 2. La nuit a été meilleure ; la respiration est plus facile ; la douleur rétrosternale beaucoup moindre. T. 37°,8. Les urines sont plus abondantes et plus claires ; l'appétit revient un peu.

Les phénomènes d'auscultation du côté du cœur sont les mêmes ; le pouls est toujours petit et rapide.

Les 3, 4, 5, 6, 7. Amélioration continue, température normale, mais le pouls reste petit et rapide. Ce jour-là quelques douleurs à la pression le long du périoste des deux fémurs surtout à la partie inférieure des cuisses.

Les 8, 9, 10. La douleur rétrosternale a complètement disparu ; température normale ; retour de l'appétit. On laisse lever le malade dans un fauteuil pendant trois heures.

Le 11. La nuit, le sommeil est interrompu par d'assez vives douleurs dans le mollet gauche; malgré ces douleurs le malade se lève pendant quelques heures dans la journée. Le soir les douleurs sont violentes; elles occupent surtout la face interne du mollet et s'irradient en haut et en bas vers la cuisse et les pieds.

Le 12. Il y a un gonflement manifeste du mollet avec léger œdème péri-malléolaire; on sent à travers la peau, profondément un cordon dur, noueux, douloureux qui s'étend jusqu'à la partie interne du cou-de-pied.

On entoure le membre de larges cataplasmes que l'on renouvelle toutes les trois heures, et on place la jambe dans une gouttière, dans la position classique.

Cette phlébite, à l'état douloureux, dure quinze jours; au bout de trois semaines, après les premiers pansements à la ouate, légèrement compressifs on place une bande de caoutchouc.

Le 15 février, le malade peut partir à la campagne en convalescence.

Nous avons revu M. X..., depuis peu de jours.

L'évolution de la phlébite s'est faite naturellement. Jusqu'au mois de mai, il a été obligé pour marcher et afin d'éviter l'œdème de porter la bande de caoutchouc. Aujourd'hui 25 décembre, il ne reste plus de traces de la phlébite.

L'auscultation du cœur et le pouls ne révèlent rien d'anormal; il en est de même de la poitrine.

Jamais les douleurs de bras n'ont reparu; seulement dans le courant de mai, juin et juillet, M. X..., a eu, à diverses reprises, des douleurs sciatiques, assez vives, mais de courte durée; il a ressenti également quelques douleurs musculaires; parfois un point douloureux s'installe en vue des tubérosités du genou; mais la santé générale est redevenue très bonne.

Observation II

Due à l'obligeance de M. Raymond.

M. T..., père du malade précédent, mort à 70 ans.

Renseignements. — Homme de moyenne stature, n'ayant jamais été arrêté un seul jour par la maladie.

Pourtant, dans la jeunesse, il a eu de fréquents rhumatismes musculaires (surtout des lumbagos, très aigus); et, de temps à autre, quelques douleurs articulaires, avec légers gonflements des jointures. Le tout, durait pendant quelques jours, et n'empêchait pas le malade de vaquer à ses occupations.

Début de la maladie. — Le 14 décembre 1883, M. T..., étant venu passer quelques mois à Paris, alla, ce jour, se promener, à pied, aux buttes Montmartre; il faisait froid, et un brouillard très intense. M. T. se perdit; au lieu de redescendre du côté de Paris, il se trouva à l'entrée de Pantin; cela l'obligea à une longue course à pied, et il revint à sept heures et demie du soir, harassé de fatigue. Pendant qu'il dînait, tout d'un coup, il fut pris, sans autres signes prémonitoires, de violentes douleurs dans les deux bras. Ces douleurs étaient continues, exacerbantes, parfaitement symétriques et elles *ne se montrèrent que dans les deux bras.*

Le malade se coucha de suite. Pris de frisson, et bientôt d'une vive chaleur, au bout de trois heures, il sua abondamment. Les douleurs continuèrent, sans interruption, jusqu'à deux heures du matin, malgré les frictions calmantes, l'application de linge chaud, etc. (Le malade n'avait pas voulu entendre parler d'injections de morphine). Ce qui parut le mieux le calmer, ce fut l'application de larges cataplasmes sinapisés sur les bras.

Marche de la maladie. Traitement. — Le 15 décembre. Les douleurs n'existent plus. Peau chaude, moite ; T. A. 38°,7. Urines rares, fortement sédimenteuses, ne contenant ni sucre, ni albumine.

Langue blanche, saburrale ; perte de l'appétit ; constipation.

L'examen du cœur et de la poitrine ne révèle rien de particulier. Pouls petit, rapide, 112 pulsations. On donne deux verres d'eau Hunyadi-Janos.

Le 16. La nuit a été un peu agitée. Sueurs abondantes. Quatre-vingts centigrammes de sulfate de quinine, à neuf heures du matin. Bouillon, lait. T. A. 38°,4.

Le 17. Encore des sueurs dans la nuit. Le malade est mieux. T. A. 38°,2.

Les 18, 19. Même état.

Le 20. La convalescence s'affirme franchement ; la température est redevenue normale ; les urines claires ; les douleurs ne sont pas reparues.

Le 25. Le malade est tout à fait convalescent ; cependant il reprend très lentement ses forces, et il a de la peine à retrouver son énergie d'autrefois.

Le 28 février 1883, M. T..., succombait rapidement à une pneumonie double, survenue à la suite d'un refroidissement.

Observation III

Due à l'obligeance de M. Tapret et recueillie par notre collègue et ami Budor.

Mme Z..., très nerveuse, n'a jamais eu d'attaques de nerfs.

Elle tousse depuis un an (ramollissement du 1/3 supérieur du poumon gauche, commencement d'infiltration du sommet droit).

Depuis le début de sa maladie de poitrine, la malade a ressenti, à plusieurs reprises des maux de tête violents et des crises de gastralgie.

Au mois d'août 1887, elle fut prise de vives douleurs de ventre, s'accompagnant de vomissements. La douleur siégeait surtout dans la fosse iliaque droite où l'on sentait un empâtement diffus. On pensa à une péritonite tuberculeuse; mais les accidents aigus s'amendèrent spontanément, le ventre redevint souple et tout rentra dans l'ordre. Il ne resta qu'un peu de douleur au niveau du cœcum où se sentait un léger empâtement un peu douloureux à la pression.

Depuis cette époque, l'état général était assez satisfaisant, les lésions pulmonaires étaient stationnaires.

Le 5 novembre, dans l'après-midi, la malade fut prise tout à coup d'embarras de la parole; elle bredouille un peu et ne trouve pas ses mots; elle-même s'en aperçoit et met ces troubles sur le compte de la fatigue d'une longue conversation.

Le 6, se passe sans rien de particulier.

Le 7, vers six heures du matin, la malade est prise subitement de maux tête extrêmement violents avec phénomènes délirants, agitation, mots sans suite, lettre mise pour une autre dans un mot, troubles très marqués de l'idéation.

Au bout d'une heure environ, l'accès se calme pour recommencer vers deux heures avec les mêmes caractères et durer jusqu'à quatre heures. La malade est mieux et reprend complètement possession d'elle-même; elle emploie encore, à plusieurs reprises, une lettre pour une autre dans un mot.

L'antipyrine semble la calmer; le soir, il ne reste qu'un peu d'agitation; cependant la malade passe une assez bonne nuit.

Pendant toute cette période, il n'y a pas d'élévation de la température. L'examen des urines est négatif au point de vue de l'albumine.

Le 8. Nouvel accès à deux heures de l'après-midi jusqu'à cinq heures et demie. Les troubles de l'idéation et les maux de tête en font tous les frais; pas de troubles oculaires, seulement un peu de photophobie, pouls régulier, pas de fièvre.

Si l'on doit songer à une méningite, rien ne permet de l'affirmer. On continue l'antipyrine.

Le 10. Deux nouveaux accès qui sont un peu moins violents. La céphalalgie est continue, pas de fièvre.

Le 11. La nuit et la journée sont bonnes; la malade cause bien, tranquillement. Le soir les maux de tête reprennent, l'antipyrine amène une sédation.

Le 12. Dans l'après-midi, la malade se plaint de violentes douleurs dans les deux bras. Ces douleurs surviennent par accès; elles sont plus marquées dans le bras droit et s'accompagnent d'une sensation d'engourdissement à l'extrémité des doigts et dans les poignets. Pas de modification de la température locale, pas d'anesthésie, diminution de la céphalalgie.

Dans la soirée, les douleurs dans les bras deviennent intolérables ; l'antipyrine reste sans action, on donne de l'acétanilide à petites doses (0 gr. 15 par cuillerée), les douleurs se calment. Elles reviennent de nouveau dans la nuit et cèdent à l'acétanilide combinée avec des frictions avec une pommade à la cocaïne.

Le 12. Les douleurs dans les bras reparaissent à plusieurs reprises, toujours accompagnées d'engourdissement. La malade dit avoir une certaine peine à lever les bras ; mais c'est surtout une sensation de pesanteur, car en lui faisant serrer les mains, on ne constate pas de parésie.

Les douleurs de tête ont à peu près disparu sauf un point fixe au niveau de la région frontale droite.

Le soir, Mme Z .. se plaint de douleurs bilatérales en ceinture, siégant sur le trajet des nerfs intercostaux, coïncidant avec les crises brachiales. Elle accuse en même temps une douleur dans la cuisse droite.

Le 14. Même état.

Le 15. A partir de ce jour les douleurs thoraciques ont disparu. La douleur dans les bras diminue; elle abandonne les avant-bras, se cantonne dans les biceps et les épaules passant de l'une à l'autre et finit par cesser complètement.

La toux qui avait été presque nulle pendant les accidents nerveux reprend comme à l'ordinaire. A aucun moment il n'y a eu de troubles de la respiration ni de la déglutition.

En résumé, on semble se trouver en présence d'une pseudo-méningite descendante généralisée. L'état du poumon devait forcément faire songer à des lésions matérielles, mais l'issue de la maladie prouve qu'il y a eu plutôt là des phénomènes congestifs que la malade, névropathe, à interprétés à sa manière, comme elle l'avait déjà fait pour les phénomènes abdominaux simulant une péritonite.

DIAGNOSTIC

Nous venons de rapporter nos observations, il nous reste à les interpréter.

Tout d'abord, il est évident que nous nous trouvons en présence de névralgies. Nulle autre affection n'offre une marche semblable à celle que nous venons de décrire. Ces douleurs, survenant par accès dans l'intervalle desquels les phénomènes cessent complètement, la marche de chacun de ces accès composé lui-même d'une série de paroxysmes progressivement croissant, atteignant un maximum pour décroître peu à peu et cesser ensuite, ne se rencontrent, que nous sachions dans aucun autre ordre de douleurs.

Cette douleur n'était pas localisée à tel ou tel tissu; elle ne siégeait exclusivement ni dans les articulations ni dans les masses musculaires qui n'étaient nullement sensibles à la pression, mais elle semblait occuper à la fois toutes les parties constituantes du bras, aussi bien les parties profondes que les parties périphériques.

Cette douleur ne pouvait donc avoir son siège que dans les nerfs du bras qui tous étaient atteints au même degré, depuis les troncs jusqu'aux plus fines ramifications; le plexus brachial était donc malade dans son entier.

Un caractère très important de la névralgie qui nous occupe était sa symétrie.

Pour que les phénomènes douloureux se manifestent à la fois sur les deux bras, il est nécessaire que les racines mêmes des plexus soient intéressées ou bien que les fibres nerveuses émergeant de la moelle, qui les constituent soient irritées à la fois des deux côtés.

Nous allons énumérer les différentes maladies dans lesquelles peuvent s'observer des symptômes analogues et nous tâcherons d'indiquer, chemin faisant, les caractères différentiels qui permettent de les distinguer des cas qui nous occupent.

Compression de la moelle. — Nous examinerons d'un seul coup les tumeurs diverses pouvant comprimer la moelle, en même temps que les symptômes fournis par la compression de la moelle dans une affection vertébrale, tuberculeuse ou cancéreuse.

Dans tous ces cas, les symptômes sont de deux espèces, que M. le professeur Charcot appelle extrinsèques et intrinsèques.

Les symptômes extrinsèques sont dus à la compression non de la moelle mais des racines nerveuses; ils précèdent, quand la cause est extra-spinale, les symptômes intrinsèques qui sont dus à l'état de la moelle elle-même.

1° Les symptômes extrinsèques d'irritation des racines nerveuses sont surtout douloureux; ce sont des pseudo-névralgies, de véritables névrites douloureuses. La douleur siège sur le trajet des nerfs, sans qu'il y ait de points douloureux et s'accompagne de troubles trophiques. La douleur est seulement rapportée à l'extrémité périphérique.

Dans les tumeurs intra-rachidiennes, ces phénomènes précèdent en général la myélite. C'est une douleur souvent très limitée, suivant le volume et le siège de la tumeur.

Dans le mal de Pott, on peut rapporter à cette catégorie, suivant le siège de la lésion, les douleurs en ceinture, les névralgies brachiales, sciatiques, etc., les troubles trophiques, zona, atrophie musculaire ; tous ces phénomènes pouvant précéder de beaucoup la première apparition des symptômes spinaux.

Ces signes prennent une importance toute spéciale et une forme particulière dans le cancer vertébral, rare, il est vrai, à la région cervicale, à cause de la compression énergique et de l'irritation considérable des racines nerveuses dans les trous de conjugaison.

Les douleurs sont permanentes ou à peu près, avec des crises d'exacerbation périodique, survenant surtout la nuit. Tous les mouvements dans le lit, la station, la marche les exaspèrent ; d'où une véritable impotence, sans qu'il y ait de paralysie.

Dans les paroxysmes, les douleurs sont atroces ; on les compare à l'écrasement des os, à la morsure d'un gros animal. On éprouve de grandes difficultés à les calmer, même par les narcotiques à haute dose. Puis, tout d'un coup, on constate des amendements inespérés sans cause.

Quelquefois en même temps, il y a une éruption de zona le long des nerfs affectés, souvent les parties sont anesthésiées, tout en étant douloureuses ; il peut y avoir aussi de l'atrophie musculaire et des contractures.

2° Les symptômes intrinsèques sont ceux de la myélite transverse. Un seul fait particulier doit-être noté : il y a très peu de troubles sensitifs (Vulpian a d'ailleurs beaucoup insisté sur cette absence de troubles sensitifs dans les paraplégies par compression. Cela est sans doute dû à ce que la substance grise conduit les sensations même quand elle est réduite à un petit volume; d'où il résulte qu'elle peut supporter la compression avec moins de préjudice pour ses fonctions que les cordons latéraux). Dans cette seconde période, les troubles moteurs prédominent d'emblée ou très vite. A part cela, ce sont les signes de la myélite transverse, variables avec l'étendue de la lésion et son siège.

Par ce court exposé, nous voyons de suite la différence qui sépare les phénomènes dus à la compression de la moelle de la maladie que nous essayons de décrire. D'autre part, les symptômes observés ne se manifestent pas rapidement, mais apparaissent lentement et progressivement.

La cause qui provoque les douleurs est permanente et doit nécessairement donner lieu à des douleurs continues, qui présentent, il est vrai, des alternatives d'aggravation et d'amélioration, sans cesser cependant d'une manière absolue. S'il peut exister des rémissions, elles sont de courte durée et les mouvements rappellent les douleurs, au contraire de ce qu'on observe dans nos cas. De plus, les phénomènes de paralysie ne tardent pas à se manifester et la guérison est sinon tout à fait impossible, du moins très problématique, excepté, peut-être, lorsqu'il s'agit de lésions syphilitiques.

Ajoutons, cependant, que nous rapportons plus loin une observation communiquée par notre maître, M. Raymond, observation dans laquelle la névralgie brachiale double a été notée. Cette névralgie brachiale double, plus accusée à droite, s'est accompagnée de troubles trophiques du côté de la peau, des poils et des ongles, mais, bien que l'évolution de la maladie ait été fort longue, à aucun moment on n'a observé d'atrophie musculaire. Le diagnostic de tumeur de la région cervicale de la moelle avait été fait et confirmé par les professeurs Sée et Vulpian.

Myélites. — Au point de vue du diagnostic, nous avons peu à nous occuper des myélites localisées à la région cervicale de la moelle dont l'évolution ne rappelle nullement les symptômes signalés dans nos observations.

Outre que la myélite est assez rare à la région cervicale, en même temps que les signes douloureux variables (fourmillements, engourdissements) apparaissent les signes de paralysie et les troubles de sensibilité, surtout caractérisés par de l'anesthésie. On observe des perversions de la sensibilité à la température. La marche est généralement assez rapide; on peut constater des troubles oculo-pupillaires par lésion du centre cilio-spinal (resserrement de la pupille) des troubles gastriques analogues aux crises gastriques de l'ataxie, de la dyspnée par paralysie des muscles respirateurs, de la gêne de la déglutition, du hoquet, du ralentissement du pouls, bientôt suivi d'accélération, une élévation de la température, faisant place souvent à un abaissement, lorsque la paralysie est complète.

Nous venons de voir que toutes les maladies à retentissement médullaire, pouvaient, dans leur symptomatologie présenter des irradiations douloureuses dans les membres, mais ce n'est pas lorsque la moelle elle-même est prise, mais bien plutôt lorsque les méninges sont intéressées. Leur inflammation détermine alors secondairement une irritation des racines nerveuses.

Parmi les maladies propres aux méninges spinales, il en est une qui se localise fréquemment à la partie cervicale de la moelle, nous voulons parler de la pachyméningite cervicale. Cette maladie décrite d'abord par le professeur Charcot, puis par M. Joffroy, qui en a fait le sujet de sa thèse, est une maladie bien définie, se traduisant par un ensemble symptomatique presque toujours le même, et, dont nous indiquerons en quelques mots, l'évolution était considérée comme ayant une marche presque fatalement mortelle. Cependant, dans un cas rapporté depuis par M. Joffroy, dans les archives de médecine de 1876, et terminé par la guérison et dans quelques uns des cas signalés par M. Hirtz dans les archives de 1886 et tous suivis de guérison, nous avons noté des irradiations douloureuses dans les deux bras et nous rapportons plus loin, très abrégées et envisagées, seulement au point de vue qui nous occupe, ces observations.

Nous allons rappeler très brièvement les principaux symptômes de cette affection :

M. Charcot la divise en deux périodes, une période douloureuse et une période paralytique et atrophique.

Les douleurs extrêmement vives, qui caractérisent la

maladie au début, occupent surtout la partie postérieure du cou ; les irradiations douloureuses s'étendent jusqu'au sommet de la tête et dans les membres supérieurs. Ces douleurs sont permanentes, avec des exacerbations ou accès douloureux ; les malades éprouvent, en même temps, des sensations de fourmillements ou d'engourdissement dans les membres supérieurs, et une raideur au cou, analogue à celle du malade Pott sous-occipital. Des éruptions bulleuses ou pemphigoïdes se produisent quelquefois le long des nerfs du plexus cervical ou du plexus brachial.

Les membres supérieurs ne tardent pas à s'affaiblir et les muscles s'atrophient en masse. Les douleurs disparaissent en même temps que la paralysie se prononce de plus en plus. Les membres inférieurs ne sont pas atteints, au début du moins et le malade peut encore marcher, alors que depuis longtemps ses bras sont complètement paralysés. Cependant il arrive un moment où les membres inférieurs se prennent à leur tour ; ils se paralysent mais on n'observe pas d'atrophie des masses musculaires.

Nous voyons donc encore dans la pachyméningite des différences considérables avec les cas que nous avons rapportés. Si nous envisageons seulement le symptôme douleur, laissant de côté les phénomènes de paralysie et d'atrophie qui suffisent à éclairer immédiatement le diagnostic, nous voyons que la douleur est permanente avec des crises d'exacerbation, mais ne présente pas de périodes d'accalmie complète. De plus, on note ordinairement des sensations de fourmillements et d'engourdissement. Enfin, localement on observe, une douleur continue à la partie postérieure du cou.

Nous avons donc éliminé successivement un grand nombre de maladies de la colonne vertébrale, de la moelle ou de ses enveloppes qui ne comptent pas forcément, mais qui peuvent compter la névralgie brachiale double parmi leurs symptômes.

Toutes ces maladies, d'ailleurs, ont, au point de vue du pronostic, un trait qui leur est commun, c'est leur gravité et leur durée plus ou moins longue. Mais nous avons vu, au cours de cet exposé sommaire, que la névralgie devait être mise sur le compte d'une altération des méninges et non pas attribuée à une lésion de la moelle. Ce n'est guère, en effet, que dans la pachyméningite cervicale que nous avons noté nettement ce symptôme ; mais si cette maladie, longue toujours, se manifestant, en dehors des crises douloureuses, par des troubles de la motilité et de l'atrophie musculaire, ne doit pas nous arrêter longtemps au point de vue du diagnostic, il n'en ressort pas moins ce fait que les douleurs névralgiques qu'on y observe, appartiennent uniquement à la première phase de la maladie. Bien que l'on ne possède aucune observation anatomique se rattachant à cette première période, il est bien naturel d'admettre qu'à ce moment les méninges rachidiennes, avant de s'enflammer, se congestionnent et il ne répugne pas de penser que précisément dans nos observations nous nous sommes trouvé en présence de congestion méningée. Cette congestion s'est manifestée, d'abord, d'une façon modérée, puis les symptômes se sont accentués, indiquant que la congestion acquérait une intensité plus grande, et il est à supposer que si la maladie, arrivée à ce maximum n'avait pas rétrocédé, au lieu des phénomènes simplement congestifs on aurait assisté à une véritable méningite qui aurait été sans doute au point de vue anatomique irréparable ou qui aurait présenté au point de vue de son étendue une propagation soit ascendante, entraînant toutes les complications possibles du côté du bulbe, soit descendante avec généralisation aux parties sous-jacentes des phénomènes observés dans la sphère des nerfs du bras, comme cela s'est passé dans l'observation III.

En présence de cas semblables à ceux que nous avons rapportés, et qui tous se sont terminés par la guérison et où, par conséquent, la vérification anatomique a manqué, on ne peut que se livrer à des hypothèses et, à notre sens du moins, c'est encore à celle-là, que nous donnerons le plus volontiers la préférence. C'est la seule aussi qui puisse assez exactement s'appliquer à tous nos cas.

Un point cependant restera encore à élucider, c'est la nature même de cette congestion, et comment il se fait qu'une même symptomatologie se soit rencontrée dans des cas où la nature du terrain était si différente, chez des rhumatisants et chez une tuberculeuse ; et, à ce propos, nous devons discuter séparément chacune des deux observations principales.

Il est évident que le rhumatisme peut frapper la moelle et ses enveloppes de la même manière et, au même titre que le cerveau et le cervelet; mais les études dirigées sur ce point particulier ont été moins nombreuses et moins précises que celles qui ont eu pour objectif les complications analogues du côté du cerveau.

Pour la moelle, comme pour le cerveau, on se trouve en présence de phénomènes symptomatiques qui ne correspondent exactement ni à ce qu'on connait de la myélite, ni à l'évolution de la méningo-myélite, mais qui empruntent au rhumatisme qui les produit des caractères de mobilité ou de superficialité de tissu qui affèrent plutôt aux congestions et aux anémies qu'aux phlegmasies proprement dites. C'est ainsi que s'exprime M. Besnier, dans son article, sur le rhumatisme.

Le rhumatisme peut s'accompagner de lésions phlegmasiques vraies des membranes, mais il n'en est pas ainsi ordinairement, et les phénomènes méningitiques, observés pendant la vie, ne sont, pas plus pour la moelle que pour le cerveau, en rapport avec des lésions graves.

Quoi qu'il en soit, de véritables phénomènes spinaux, très graves, moyens ou légers peuvent être observés au cours du rhumatisme dans deux conditions principales selon qu'il existe ou non, en même temps, des manifestations cérébrales.

Dans le premier cas, les manifestations bruyantes du domaine cérébral laissent souvent passer inaperçus les symptômes concomitants dus à une irritation de la moelle.

Il serait difficile, dit M. Besnier, d'appuyer sur des faits précis une symptomatologie dogmatique du rhumatisme de la moelle qui ne fut pas la répétition théorique des phénomènes propres aux diverses altérations aiguës de la moelle, considérées en général. La nature des accidents est la même, mais leur forme et leur étendue varient suivant le siège de la lésion, le point affecté et l'étendue de la localisation, et selon qu'elle produit l'irritation, la compression ou l'altération élémentaire de la substance médullaire.

L'on voit se dérouler toute la série des accidents propres aux différentes affections de la moelle ou de ses enveloppes, mais l'allure et le degré varient notablement par l'intensité moindre, la mobilité plus grande et aussi par la docilité plus accentuée aux agents thérapeutiques.

Dans sa thèse sur les localisations spinales du rhumatisme (1876), M. Mora fait remarquer combien est variée la symptomatologie de ces accidents du rhumatisme et propose de les grouper sous trois types principaux :

a. Dans la première forme, forme bénigne ou légère, la maladie se manifeste surtout par des douleurs vagues ou au contraire localisées suivant le trajet d'un nerf, elle s'accompagne quelquefois d'une légère parésie. Généralement la fièvre est peu intense et la durée très courte, de 3 à 7 jours. Aussi le pronostic est-il toujours favorable.

b. Dans la forme moyenne qui s'accompagne d'une fièvre vive, les phénomènes principaux sont généralement ceux qui annoncent une irritation vive des enveloppes de la moelle et des racines nerveuses ; aussi est-il fréquent de constater simultanément ou alternativement de l'anesthésie, de l'hyperesthésie, des névralgies, des contractures, du tremblement, de l'engourdissement, enfin une paraplégie incomplète. Dans cette forme, encore relativement peu grave, l'amendement des phénomènes douloureux se fait dans un espace de temps assez court.

c. Enfin dans une troisième forme grave, en même temps qu'une fièvre vive, on observe des contractures, des phénomènes tétaniques, de la chorée, de la paraplégie persistante et souvent même des phénomènes cérébraux indiquant la propagation de la maladie, à l'encéphale, ou tout au moins, aux méninges cérébrales.

Si nous devions forcément faire rentrer dans ce cadre notre observation I, c'est évidemment dans la forme bénigne que nous la rangerions. L'hypothèse de congestion méningée probablement rhumatismale est à peu près la seule qui permette d'interpréter les phénomènes observés.

M. Ollivier, dans un travail paru dans les Archives de physiologie en 1878, Contribution à l'étude de la goutte spinale, rapporte l'histoire d'un malade ayant présenté des douleurs fulgurantes et des douleurs en ceinture, expliquées à l'autopsie par la présence d'une grande quantité de petits amas d'urate de soude à la surface de la dure-mère. Ce fait mis à part, M. Lecorché, dans son traité de la goutte, signale des névralgies multiples, sciatiques faciales, intercostales, ou brachiales, mais dans aucun des cas qu'il rapporte, on ne voit mentionner la bilatéralité des phénomènes névralgiques observés.

En faisant le diagnostic avec tous les cas de compression de la moelle, nous n'avons envisagé la syphilis qu'au point de vue d'une tumeur possible irritant les méninges rachidiennes, mais cette maladie peut donner lieu à des névralgies multiples dont la plus fréquente est la névralgie faciale. Nous ne croyons pas, en dehors des cas de tumeur, qu'on ait noté des névralgies symétriques ; d'ailleurs l'absence certaine de syphilis chez nos malades nous permet d'éliminer cette hypothèse.

On a signalé des névralgies symétriques dans le diabète et la dilatation de l'estomac.

C'est Worms qui, pour le diabète, a le premier en 1882, attiré l'attention sur la symétrie de certaines névralgies, mais il n'a rencontré cette névralgie symétrique qu'à la face, aux membres inférieurs et au thorax, sous forme de névralgies intercostales.

A la suite de cette communication Drosche publia deux nouvelles observations, un cas de névralgie intercostale double et un autre cas à forme d'abord hémiplégique, se généralisant bientôt et devenant symétrique. Cet auteur a même noté ce fait important au point de vue du diabète, c'est que, lorsque les malades furent améliorés par un traitement antidiabétique et que le chiffre du sucre eut diminué, les névralgies disparurent.

MM. Chantemesse et Lenoir, dans un mémoire publié dans les archives de médecine en 1885 rapportent un certain nombre de cas de névralgie intercostale double dont quelques-uns avec irradiations dans l'épaule, au cours de la dilatation de l'estomac. Mais ni dans le diabète, ni dans la dilatation de l'estomac nous ne trouvons mentionnée la névralgie brachiale double. D'ailleurs l'examen des urines a été fait, à différentes reprises, chez nos malades et a permis de constater l'absence de sucre et d'albumine.

Dans un cas d'hémiplégie urémique rapporté dans le travail de MM. Chantemesse et Tennesson on avait noté avant l'hémiplégie des crises douloureuses dans les membres supérieurs.

Devons-nous parler de l'irritation spinale le plus souvent liée au surmenage ? C'est une affection assez peu connue et qui peut présenter dans sa symptomatologie des douleurs névralgiques multiples disséminées et de plus des douleurs articulaires mal définies qui peuvent dans quelques cas en imposer pour du rhumatisme.

Nous ne croyons pas non plus devoir discuter la forme spinale, à type cervical de la névropathie cérébro-cardiaque dans laquelle, outre les névralgies cervico-occipitale, ou cervico-brachiales, on observe de la céphalalgie, du vertige, de l'insomnie, des nausées, des vomissements, de la dyspnée, des battements du cœur et du hoquet.

Nous ne devons cependant pas négliger de discuter un diagnostic qui a été émis au lit du malade : c'est l'hypothèse d'irradiations douloureuses dans les deux bras, comme cela peut s'observer dans l'angine de poitrine. Il ne faut pas oublier que notre malade présentait au niveau de la base du cœur, un léger frottement péricardique, nettement constaté qui s'est atténué depuis, et a, aujourd'hui, complètement disparu.

Mais chez ce malade, à aucun moment, il n'y a eu de phénomènes d'angor pectoris ; tout au plus a-t-on observé un peu de dyspnée, de toux et des palpitations, phénomènes qui ne se sont montrés d'ailleurs qu'au moment où les grandes crises douloureuses avaient à peu près disparu. De plus, l'irradiation douloureuse à la lèvre inférieure est rare dans l'angor. Nous croyons donc que cette hypothèse peut être écartée, d'autant que, si l'on observe quelquefois dans l'angine de poitrine, des irradiations à la fois dans les deux bras, elles sont alors ordinairement beaucoup plus accentuées dans le bras gauche. Chez notre malade les douleurs étaient absolument symétriques.

Pour notre observation III ou les phénomènes observés ont été beaucoup plus nombreux que dans l'observation I, l'hypothèse de congestion méningée nous paraît de même très admissible, si l'on suppose que les méninges cérébrales ont été touchées d'abord, puis les méninges rachidiennes. Étant donnée la tuberculose pulmonaire dont la malade était atteinte, on devait penser à une méningite tuberculeuse ou du moins à une tuberculose méningée, et c'est la première idée qui s'est présentée. Mais l'évolution très rapide de la maladie vers la guérison, la mobilité des phénomènes que semblait expliquer l'extension de proche en proche de la maladie, l'absence de fièvre et surtout l'absence absolue de douleurs dans l'intervalle des crises ont fait éliminer cette supposition.

Peut-être s'agit-il dans le cas particulier de cette forme de lésions anatomiques étudiées par M. Raymond, sous le nom de leptomyélites tuberculeuses, caractérisées par une prolifération conjonctive abondante et une infiltration d'éléments inflammatoires, sans qu'il existe forcément des tubercules isolés. Cette forme se serait, dans le cas particulier, manifestée à l'état aigu et aurait été arrêtée dans son évolution à la première phase ou phase de congestion.

On doit également se poser la question de l'hystérie.

Mais la malade quoique nerveuse n'a jamais eu d'attaques. De plus, soit pendant les crises douloureuses partielles, soit dans leur intervalle, on n'a jamais noté aucun trouble du côté de la sensibilité.

TRAITEMENT

Au point de vue du traitement, nous n'avons que peu de choses à dire. Nous avons rapporté plus haut cette phrase de M. Besnier, que dans la congestion méningée d'origine rhumatismale, l'allure de la maladie est remarquable par sa mobilité et sa docilité très grande aux agents thérapeutiques.

C'est ce qui paraît ressortir aussi de nos observations. Dans la première, l'administration de 0 gr. 06 de morphine par deux centigrammes, à dix minutes d'intervalle, a fait disparaître presque instantanément la douleur, en même temps qu'elle a paru agir sur la maladie elle-même, puisque, à partir de ce moment, les crises qui se sont encore produites n'étaient comparables aux premières ni comme durée, ni comme intensité.

Quant à la malade de l'observation III, c'est par l'antipyrine qu'elle a été traitée et l'administration d'une faible dose de ce médicament, a suffi à calmer immédiatement les douleurs, au début du moins de la maladie. Plus tard, ce médicament, restant sans action, on lui a substitué l'acétanilide à la dose de un gramme environ par cuillerées de 0 gr. 15, et les douleurs se sont d'abord fortement amendées pour disparaître ensuite complètement.

Observation IV

Communiquée par M. le Dr Raymond.

Névralgies violentes du bras droit, avec irradiations dans le bras gauche, probablement symptomatiques d'une tumeur de la moelle.— Impuissance du traitement, trois ans et demi de durée. — Mort par cachexie morphinique.

Mme R., 51 ans.

Renseignements. Pas d'antécédents personnels importants. Attaques de rhumatisme articulaire aigu vers l'âge de 23 ans ; les douleurs ont duré 6 semaines environ. Migraines fréquentes, névropathie, quelques crises de nerfs.

Etat actuel. — Au mois de mars 1878, Mme R., ressentit dans le bras droit, des douleurs assez violentes. Ces douleurs semblaient occuper toute l'épaisseur du bras, et n'étaient pas localisées, d'une façon absolue, du côté d'un nerf ; cependant elles occupaient plus particulièrement la face interne du bras. Elles avaient un élément continu, à peu près tolérable (en tant qu'intensité de la douleur) et un élément paroxystique très violent.

Lorsque les crises étaient intenses, la peau du bras, comparée à celle du côté opposé, était plus pâle. En certains points de la surface cutanée brachiale, coude, milieu de la face antérieure de l'avant-bras, léger degré d'hyperesthésie de la peau. Pas de trouble de sensibilité.

Lorsqu'on pressait, un peu vivement, les masses musculaires du bras, on réveillait ou plutôt on activait la douleur.

Il faut ajouter, qu'au niveau de la 7e vertèbre cervicale, il y avait un point douloureux bien net.

A part le phénomène douleur, localisé comme il vient d'être dit, il n'existait aucun phénomène morbide et l'examen de tous les organes était négatif.

Marche de la maladie. Traitement. — Bien des médications ont été employées pour combattre la douleur. En dehors des applications locales (liniments calmants, etc.) on a eu recours successivement :

1° A l'électricité par les courants induits.

» par les courants continus.

2° A l'application de forts aimants ;

3° Au massage.

On donna successivement :

1° Le bromure de potasssium, à doses progressivement croissantes ; l'iodure de potassium ; le mélange des deux.

2° Le salicylate de soude ;

3° L'arsenic.

Tous ces médicaments, tous ces moyens thérapeutiques échouèrent.

Seule, la morphine en injections sous-cutanées procurait du soulagement à la malade. On commença par deux par jour, puis trois, puis quatre. On fut obligé pour arriver au même résultat, d'augmenter progressivement la dose, de sorte que, au bout d'une année, la malade, qui avait déjà perdu les dents à la suite de l'absorption d'énormes doses d'iodure de potassium, tomba peu à peu dans une cachexie morphinique intense.

Elle lutta trois ans et demi, contre ces affreuses douleurs, momentanément soulagées, et toujours renaissantes. Au bout de ce temps, perte presque absolue de l'appétit, teint pâle, plombé ; muqueuses apparentes décolorées, œdème des membres inférieurs ; œdème pulmonaire ; dilatation du cœur, asystolie progressive jusqu'à l'asphyxie finale, malgré l'absence de lésions valvulaires constatables.

Comme il a été dit, les douleurs, à part les accalmies données par les injections sous-cutanées de morphine, se modifièrent peu ; elles présentèrent toujours le même caractère. Assez souvent, elles s'irradiaient dans le bras gauche, mais jamais dans ce bras, elles n'eurent la même intensité que dans le bras droit.

A la longue, le bras droit et aussi un peu le gauche, présentèrent quelques particularités intéressantes, surtout au point de vue du diagnostic :

1° Pas d'atrophie musculaire appréciable ; pas de véritables troubles de la sensibilité à part les points hyperesthésiques signalés; et encore ceux-ci n'étaient-ils pas constants;

2° Pas de parésie ; la faiblesse musculaire, et l'impotence fonctionnelle paraissaient être surtout sous la dépendance de la douleur;

3° Troubles trophiques intéressants :

a. Pâleur de la peau plus accentuée au bras droit qu'au bras gauche.

b. État lisse de la peau, surtout prononcé du côté des doigts.

c. Épaississement du système pileux.

d. Troubles profonds de la nutrition des ongles.

Ceux-ci s'épaississaient à leur base ; la substance cornée de l'ongle devenait molle ; celui-ci se déformait et finissait par tomber. Puis réapparition de la substance cornée épaissie et en même temps ramollie ; nouvelle chute, et ainsi de suite.

Ces troubles étaient plus marqués au bras droit qu'au bras gauche.

Il faut ajouter que pendant la longue observation de la malade le diagnostic a toujours été hésitant. On s'est successivement demandé si l'on était simplement en présence de névralgies rhumatismales, de névrites du même ordre, ou bien si tous ces accidents n'étaient pas dus à une compression des méninges cervicales par une tumeur de nature indéterminée. C'est à ce dernier diagnostic que se sont rattachés MM. Sée et Vulpian, qui voyaient fréquemment la malade en consultation.

Observation V.

Empruntée au mémoire de M. Hirtz, sur la pachyméningite cervicale. (*Arch. de médecine*, 1880.) Résumée.

M. H., né dans l'Amérique du Sud, vint habiter Paris dans un appartement froid et exposé au nord. Le malade, sans avoir présenté de troubles morbides antérieurs d'aucune sorte, indemne de toute manifestation syphilitique fut pris vers l'année 1870, à l'âge de 30 ans, de douleurs diffuses dans la région vertébrale, d'une raideur du cou dont tous les mouvements, particulièrement ceux de latéralité, devinrent extrêmement pénibles.

Quelques semaines après le début de l'affection, M. H..., fut pris de douleurs vives irradiées dans les deux membres supérieurs suivant les branches du plexus brachial et ayant leur origine dans la colonne cervicale; le bras gauche fut principalement le siège de véritables crises douloureuses d'intensité variable, qui ne laissaient à cette époque ni trève, ni repos au malade. Leur retour n'avaient rien de périodique.

A la même époque, il souffrit pendant 15 jours et 15 nuits, d'un hoquet qui le fatigua au delà de toute expression et céda enfin à l'emploi des piqûres de morphine.

Peu de temps après, survint une hyperesthésie générale des téguments des membres supérieurs plus marquée vers les extrémités digitales de la main gauche pour qui le moindre contact, le plus léger attouchement devint une véritable souffrance.

Ensuite, on note une hyperesthésie de la face et du cuir chevelu, de la gêne dans les mouvements des mains, puis de la paralysie avec atrophie des membres inférieurs.

A la suite du traitement révulsif combiné avec une saison à Néris, le malade s'améliore progressivement et peut reprendre ses occupations. Les douleurs ne reparaissent plus.

Observation VI

Obs. de M. Joffroy. *Archives de médecine*, nov. 1876. (Très abrégée).

Pachyméningite cervicale sans complication de myélite.

La nommée Emma T..., 40 ans, service du professeur Lasègue.

Rien dans les antécédents.

Le début de l'affection remonte au printemps de l'année 1875. Ce fut uniquement pendant les premiers mois des vomissements fréquents, sans rapport avec l'heure des repas et ne s'accompagnant d'aucun malaise. Ce premier symptôme s'est présenté avec les caractères des vomissements d'origine cérébrale. Deux ou trois semaines après, la malade eut fréquemment des sensations vertigineuses et des lipothymies. Un mois après le début, la malade ressentit des douleurs qui devinrent bientôt très aiguës et se montrèrent par accès quoique persistant dans l'intervalle à l'état de douleurs sourdes.

Elles se sont d'abord montrées au niveau du renflement lombaire et, peu après, elles apparaissaient à la région cervicale postérieure se propageant le long du nerf occipital jusqu'au sinciput.

C'était avec le même caractère que les douleurs se présentaient aux lombes et au cou, mais bientôt les douleurs lombaires s'apaisèrent puis disparurent et en fin de compte, ce sont les douleurs cervicales qui prédominent dans cette première phase. Les mouvements du cou les exaspéraient en sorte que la tête était instinctivement maintenue immobile comme dans le torticolis.

Pendant 6 mois, tels furent les seuls symptômes. Jusqu'alors les douleurs s'étaient localisées, sauf l'irradiation occipitale aux renflements médullaires. Vers le 7e mois, des irradiations douloureuses se firent dans les membres supérieurs, et, en même temps, il y eut de l'hyperesthésie cutanée et musculaire. Les mouvements et le contact étaient douloureux, mais la sensibilité ne tarda pas à redevenir à peu près normale. Les sensations douloureuses se localisèrent en se montrant tantôt au niveau du coude, tantôt au niveau du bras affectant souvent la forme constrictive.

Au cou, la douleur se montrait également avec ce caractère, comparé par la malade à la constriction d'un cercle de fer. Des fourmillements dans les doigts et les mains apparus avant l'hyperesthésie n'ont pas encore disparu.

Ensuite se manifestèrent des troubles de la motilité, d'abord dans les muscles de l'œil puis dans les membres inférieurs, puis dans les membres supérieurs. En même temps, on nota de l'atrophie localisée à certains groupes musculaires.

A la suite d'un traitement révulsif associé à l'électrisation par les courants continus, l'atrophie disparut, mais la guérison s'accompagna de phénomènes douloureux siégeant dans les membres supérieurs, comparables à la douleur de la crampe.

OBSERVATION VII

De O. BERGER, recueillie dans le mémoire de M. HIRTZ.

Pachyméningite spinale hypertrophique.

La nommée Kr..., âgée de 45 ans, sans antécédents morbides, fut affectée, après des refroidissements multiples, de douleurs violentes et lancinantes, rayonnant vers les épaules. A elles s'ajouta une sensation de tension et de raideur de la nuque. Bientôt, se firent sentir de violentes douleurs lancinantes dans le coude gauche et dans l'articulation de l'épaule, s'étendant jusque dans les doigts et augmentant beaucoup d'intensité à la suite des mouvements. Après quelques semaines, le bras droit fut attaqué également. Les douleurs étaient extraordinairement tenaces et vives à tel point que la malade fut très affaissée.

Puis survinrent successivement de la faiblesse dans les bras et de l'atrophie des interosseux. Les mêmes phénomènes se produisent du côté des membres inférieurs, puis, se manifestent des douleurs perçantes et lancinantes ayant leur siège dans la région cervicale et dorsale supérieure. La colonne vertébrale cervicale était très sensible au toucher, ainsi que le plexus brachial gauche, moins celui de droite.

Les signes de l'atrophie se généralisent, mais par la galvanisation, au bout de 4 semaines la malade guérit complètement.

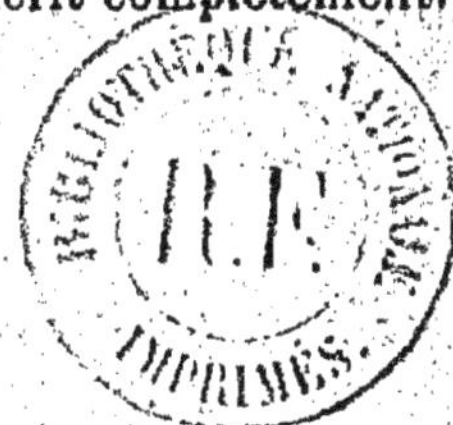

CONCLUSIONS

Il semble résulter de la courte étude qui précède :

I. — Qu'il peut exister une congestion simple des méninges cervicales, n'aboutissant pas fatalement à l'inflammation.

II. — Que cette congestion détermine par l'irritation des racines nerveuses des névralgies brachiales doubles.

III. — Que la maladie peut se localiser d'emblée à la région cervicale, mais qu'elle peut ne se montrer à cette région qu'après avoir touché les méninges cérébrales et suivi ainsi une marche descendante.

IV. — Que les conditions étiologiques sont assez mal connues, mais qu'on peut incriminer dans deux de nos cas la diathèse rhumatismale.

V. — Que, au point de vue du pronostic ces affections, bruyantes par leur mode d'évolution, guérissent assez facilement.

VI. — Que les médicaments agissant contre l'élément douleur, non seulement calment cette dernière, mais encore semblent influencer heureusement l'affection dont la névralgie brachiale double n'est que l'expression.

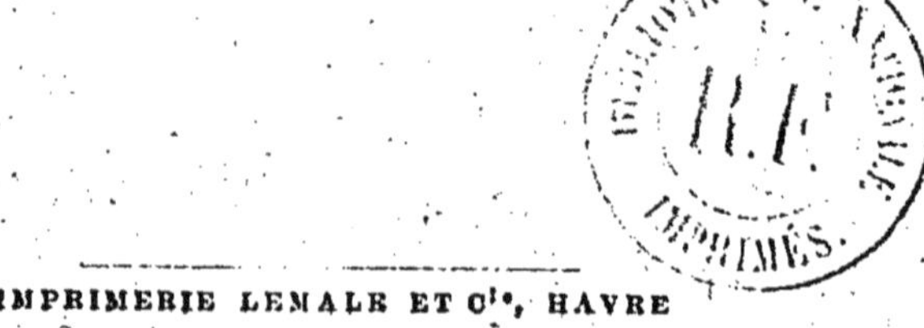

IMPRIMERIE LEMALE ET Cie, HAVRE

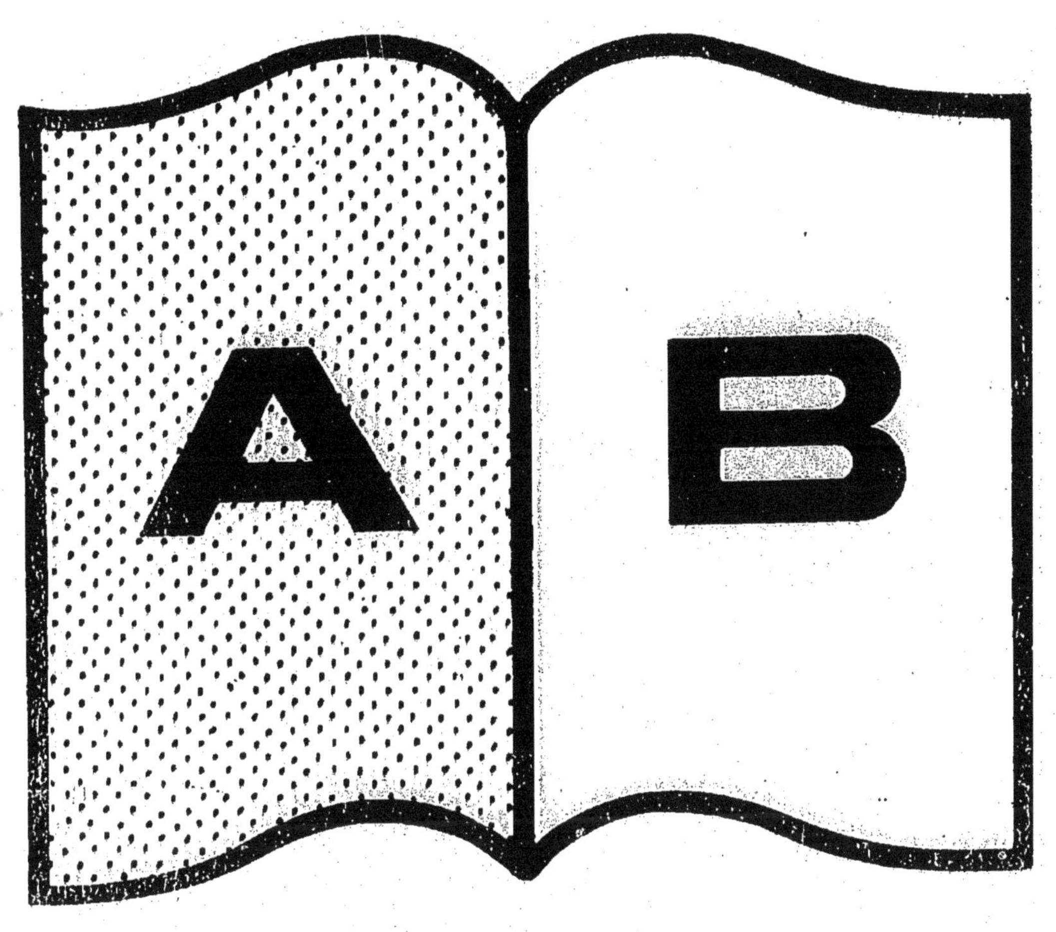

Contraste insuffisant

NF Z 43-120-14

www.ingramcontent.com/pod-product-compliance
Ingram Content Group UK Ltd.
Pitfield, Milton Keynes, MK11 3LW, UK
UKHW012107240726
13965UKWH00004B/1617

9 782011 944016